www.ingramcontent.com/pod-product-compliance
Lightning Source LLC
Chambersburg PA
CBHW051445280526
45785CB00003B/1429
* 9 7 8 1 0 7 0 9 4 8 6 7 6 *